护理员操作手册

陈 华 王 萍 姜敏敏 主编

上海科学普及出版社

图书在版编目（CIP）数据

护理员操作手册/陈华，王萍，姜敏敏主编. —上海：
上海科学普及出版社，2023.5
ISBN 978-7-5427-8410-0

Ⅰ. ①护… Ⅱ. ①陈… ②王… ③姜… Ⅲ. ① 护
理学－手册 Ⅳ. ① R47-62

中国国家版本馆 CIP 数据核字（2023）第 025005 号

责任编辑 李 蕾

护理员操作手册

陈 华 王 萍 姜敏敏 主编

上海科学普及出版社出版发行
（上海中山北路 832 号 邮政编码 200070）
http：//www.pspsh.com

各地新华书店经销 广东虎彩云印刷有限公司印刷
开本 787×1092 1/32 印张 3.25 字数 100 000
2023 年 5 月第 1 版 2023 年 5 月第 1 次印刷

ISBN 978-7-5427-8410-0 定价：36.00 元

编 委 会

前　言

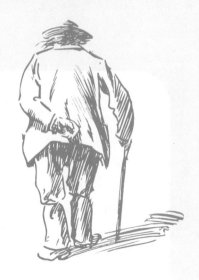

　　人口老龄化已成为全球重大的公共卫生和社会问题，"十四五"期间我国60周岁及以上老年人口占总人口比例将超过20%，我国将进入中度老龄化社会；预计到2035年老年人口比例将达到30%，到2050年将接近38%，同时80岁及以上的高龄老人到2050年将超过1.1亿，达到人口深度老龄化阶段，人口老龄化是我国未来相当长一个时期的基本国情。高龄化伴随的半失能及失能常态化已成为人口老龄化的新特征，而家庭模式越来越小型化，独生子女家庭比例增高，越来越多的老人被送进养老机构。养老机构服务质量的高低直接影响着失能老年人的生活质量，而养老机构大部分的照护工作，依赖于护理员。2019年，国家印发了《关于加强医疗护理员培训和规范管理工作的通知》，指导各地加快培养医疗护理员。因此通过培训不断增强护理员的照护能力与综合素质，是当下迫切需要解决的问题。

　　医疗护理员是医疗辅助服务人员之一，主要从事辅助护理等工作，不仅要为老年人提供日常生活照顾，还要具备一定的照护理论和技能，从事专业的老年照护工作。因此通过提供专业化、综合性的培训管理，有效地提高护理员的照护能力，更好地服务于老年人，最终改善老年人的生活质量，尤为重要而且意义重大。

参与本书编写的 14 位编者既是临床一线的护理专家，又具有丰富的临床带教经验，并邀请了一线的临床护理员全程参与设计和拍摄，保证了教材的实用、易懂、生动，贴近临床。

本书共有 15 个操作流程，归纳分为四个章节，各章节之间既相互独立，又相互联系。本书在写作时考虑到我国国情，护理员文化层次低的情况，采用了文字加图片的形式，详细地讲解了每个操作的步骤，归纳了操作流程，总结了操作注意要点。本书能够给护理员提供专业指导和参考依据。本手册可用于各级护理机构带教老师进行护理员操作规范培训。

本书的顺利出版离不开各位编者的辛勤付出和上海科学普及出版社的大力支持，再次表示感谢。书中难免存在不足之处，在此恳请广大读者批评指正。

编者

2023 年 2 月

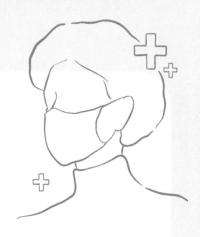

目　录

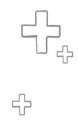

第一章

清洁卫生

第一节 洗脸操作流程

一、目的

1. 清除患者脸部污垢，使脸部皮肤保持清洁。
2. 满足患者需要，使其保持良好的精神面貌。
3. 促进皮肤血液循环，预防皮肤感染。

二、用物准备

洗脸巾、毛巾、浴巾、脸盆、热水、水温计、润肤露、免洗洗手液。

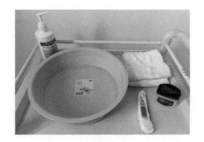

物品

三、操作步骤

1. 解释沟通。

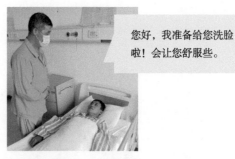

您好，我准备给您洗脸啦！会让您舒服些。

向患者做好解释，取得配合

2. 环境准备。

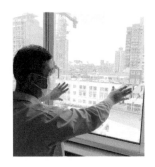

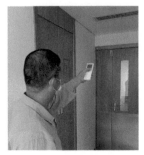

关门窗　　　　　　　调节室温控制在 22～24℃

3. 七步洗手法洗手、测试水温。

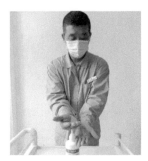

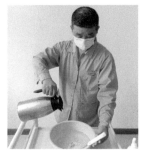

操作前洗手　　　　调节水温（以皮肤温度为准，夏季可略低于体温，冬季可略高于体温），水倒满脸盆的 2/3 为宜

4. 安置体位。

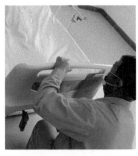

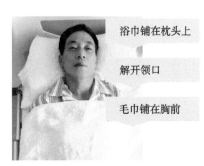

浴巾铺在枕头上

解开领口

毛巾铺在胸前

将床头抬高至 45°　　　　解开患者衣领扣子

5. 折叠洗脸巾。

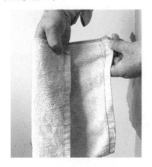

将洗脸巾包裹手掌

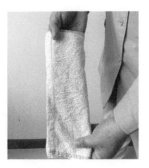

下垂部分对齐

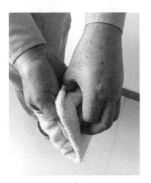

下垂部分折向掌心

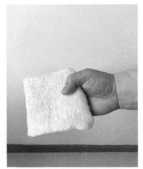

洗脸巾前端裹在边缘内

6. 洗脸。

(1) 眼部

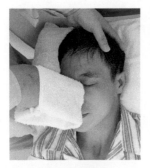

先擦内眼角

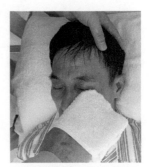

再擦外眼角

（2）额头

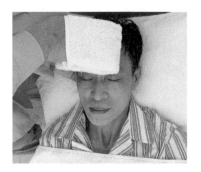

由额头中间分别向左再向右擦拭

（3）面颊

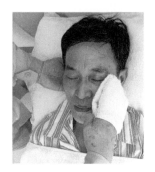 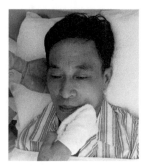

由鼻子的一侧沿唇角向下擦拭　　　　横向擦拭下巴

（4）鼻子

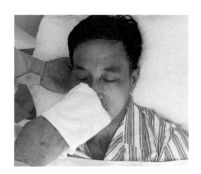

由上向下擦拭

(5) 耳朵

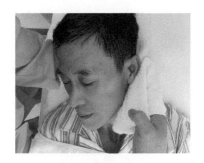

由耳前向耳后擦拭

(6) 颈部

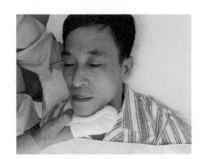

左右擦拭

7. 按上述步骤再擦洗一次。

8. 润肤。

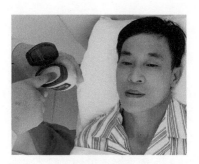

涂抹润肤露

9. 安置舒适体位。

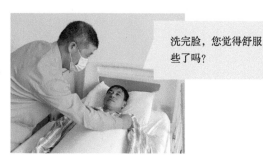

安置舒适体位

10. 七步洗手法洗手。

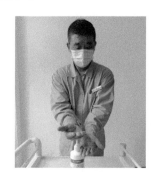

洗手

四、操作流程

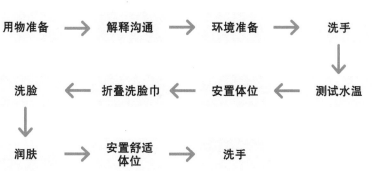

五、安全告知

1. 眼睛有分泌物时，用湿润的纱布由内眼角向外眼角擦拭。分泌物干硬粘在眼角时，可以将湿润的纱布敷在眼睛上，等分泌物软化后再擦除。

2. 耳垢干硬不好清除时，用棉棒蘸石蜡油涂抹，静等 1~2 小时，变软后再清除。

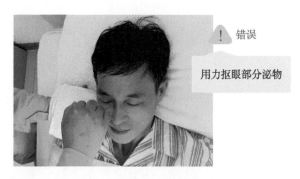

⚠ 错误

用力抠眼部分泌物

3. 如果鼻涕凝固在鼻腔内，可以用棉棒蘸石蜡油涂抹，浸软后再清理。

4. 水温适宜，防止烫伤。

第二节 梳头操作流程

一、目的

1. 满足生活不能自理患者的生活需求。

2. 使患者保持整洁的仪表，促进其身心健康。

3. 通过按摩头皮，促进患者头皮血液循环。

二、用物准备

毛巾、梳子、30%乙醇、收纳袋、免洗洗手液。

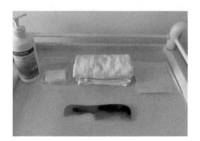

物品

三、操作步骤

1. 解释沟通。

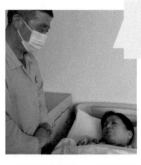

您好！我现在给您梳头让您舒服些。

向患者做好解释，取得配合

2. 七步洗手法洗手。

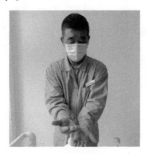

洗手

3. 安置体位。

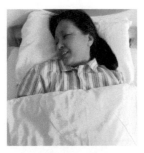

卧床患者毛巾铺于枕头上，协助将头转向一侧

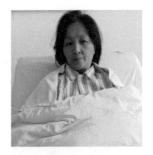

协助患者取半坐位，毛巾铺于肩上

4. 梳头。

1）将头发从中间梳向两边，先用左手握住一绺头发，由发梢逐渐梳向发根，再梳理另一侧头发。

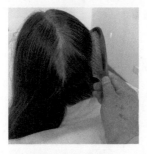

从中间梳向两边

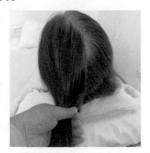

左手握住一绺头发

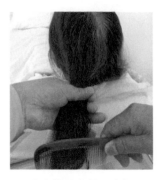
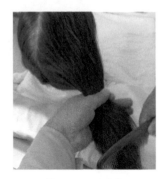

由发梢逐渐梳向发根　　　　　梳理另一侧头发

2）长发如遇打结，可将头发绕在食指上，慢慢梳理；如头发已结成团，可用 30% 乙醇湿润后再慢慢梳理。

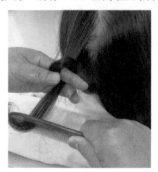
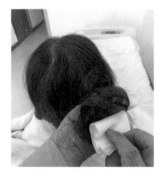

打结绕在食指上　　　　头发结成团时用30%乙醇湿润

5.将脱落的头发收集于收纳袋内，撤毛巾。

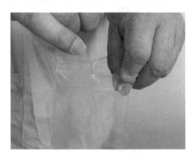

用收纳袋收集脱落发丝

6. 协助患者取舒适卧位，整理床单位，洗手结束操作。

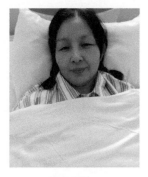 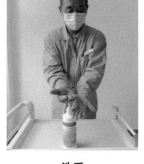

整理床单位　　　　　　　　　　洗手

四、操作流程

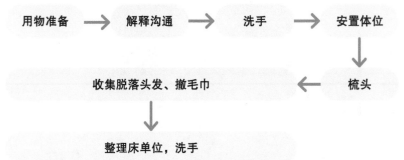

用物准备 → 解释沟通 → 洗手 → 安置体位

收集脱落头发、撤毛巾 ← 梳头

整理床单位，洗手

五、安全告知

1. 梳头过程中避免强行梳拉造成患者疼痛。

2. 动作轻柔、节力，时间一般不超过 10 分钟。

第三节　清洁口腔操作流程

一、目的

清洁口腔是为了保持口腔清洁湿润，使患者舒适；防止口臭、口垢，保持口腔生理功能。观察口腔变化，预防口腔感染。

二、用物准备

毛巾、小脸盆、漱口杯、牙刷、牙膏、棉棒、润唇膏、免洗洗手液。

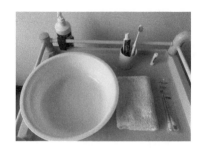

物品

三、操作步骤

1.解释沟通。

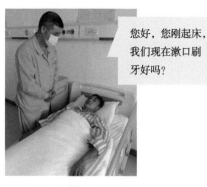

您好，您刚起床，我们现在漱口刷牙好吗？

向患者做好解释，取得配合

2. 七步洗手法洗手。

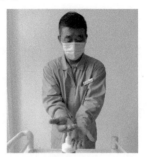

洗手

3. 观察口腔情况，查看有无口腔溃疡、破损、出血点、真菌感染。

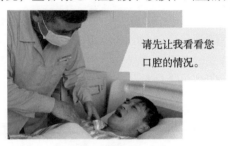

请先让我看看您口腔的情况。

观察口腔情况

4. 调整体位。

清洁口腔时，一般选择坐位或半卧位，可以使用枕头或者垫枕辅助调节体位。

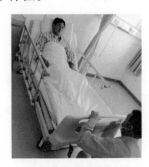

摇床调整体位

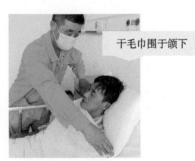

干毛巾围于颌下

铺毛巾

5. 漱口。

协助清醒患者漱口。

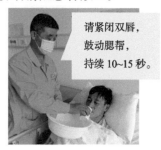

请紧闭双唇，鼓动腮帮，持续 10~15 秒。

协助患者漱口

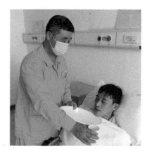

用小脸盆接水

6. 清洁牙齿。

牙齿外侧面：将牙刷与牙齿之间呈 45°，牙刷放在牙龈和牙齿之间纵向刷洗。

牙齿内侧面：将牙刷竖起来纵向轻刷上下牙齿。

牙齿咬合面：牙刷靠在咬合表面上温和地前后刷动。

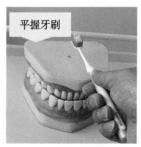

平握牙刷

握牙刷手势

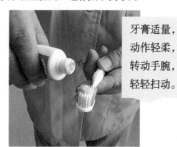

牙膏适量，动作轻柔，转动手腕，轻轻扫动。

刷牙注意事项

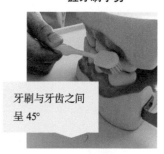

牙刷与牙齿之间呈 45°

刷外侧面

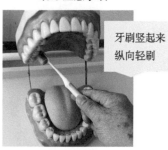

牙刷竖起来纵向轻刷

刷左右内侧面

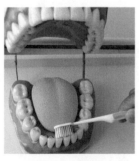

刷上下内侧面

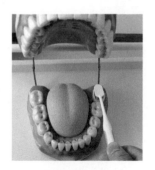

刷上下咬合面

7. 清洁黏膜、舌苔。

用棉棒轻柔擦拭口腔黏膜、舌苔（由内向外）：刷完牙后注意要刷舌头，可有效清除食物残渣，减少细菌滋生，预防口臭。

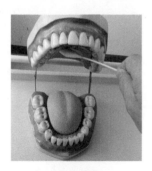

擦拭黏膜

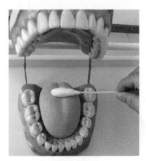

清洁舌苔

8. 再次漱口，擦拭嘴角，涂润唇膏，撤毛巾。

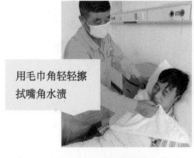

用毛巾角轻轻擦拭嘴角水渍

擦拭嘴角

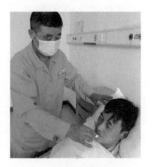

涂润唇膏

9. 七步洗手法洗手。

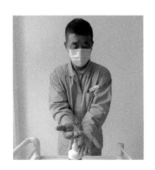

洗手

四、操作流程

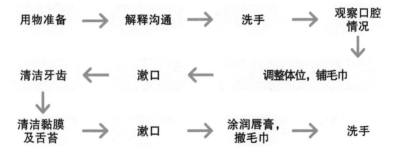

用物准备 → 解释沟通 → 洗手 → 观察口腔情况

清洁牙齿 ← 漱口 ← 调整体位，铺毛巾

清洁黏膜及舌苔 → 漱口 → 涂润唇膏，撤毛巾 → 洗手

五、安全告知

1. 动作轻柔，避免损伤患者牙龈及口腔黏膜。

2. 昏迷患者禁止刷牙漱口，只能用棉棒或纱布清洁口腔。牙关紧闭者不可使用暴力使患者张口，可使用 K 点刺激法让患者配合。

3. 每次牙膏用量约为牙刷刷头长度的一半。

4. 棉棒不能过湿，以免漱口液被吸入患者呼吸道。

5. 刷牙水的温度最好控制在 35℃左右。

6. 拔牙后的患者一两天之内不能刷牙。

7. 有活动假牙应清洗后给患者戴上或浸于清水中备用，不可浸泡在酒精或热水中。

第四节　床上洗头操作流程

一、目的

1. 促进头皮血液循环。

2. 除去污垢和脱落头皮屑，预防头虱及头皮感染，使患者头发清洁、身心舒适。

二、用物准备

免洗洗手液、洗发液、洗头器、污水桶、盛有温水的量杯（水温略高于体温，不超过 40℃为宜）、干毛巾 2 条、棉球 2 个、纱布 1 块、棉签、护理垫 1 个、梳子、吹风机。

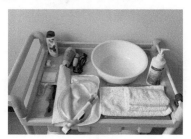

物品

三、操作步骤

1. 解释沟通。

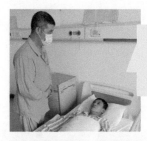

您好，今天准备给您洗头，让您更清爽些。您要先上卫生间吗？

向患者做好解释，取得配合

2. 环境准备：关好门窗，围帘遮挡，调节室温为 22~24℃。

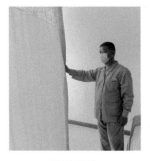 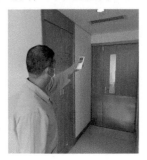

围帘遮挡　　　　　　调节室温 22~24℃

3. 七步洗手法洗手。

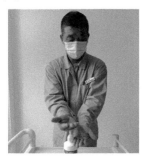

洗手

4. 放置物品：枕上铺护理垫，洗头器放于护理垫上，患者胸前放置干毛巾。

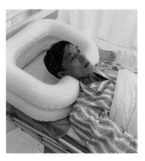 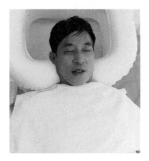

枕上铺护理垫，洗头器　　　胸前放置干毛巾
放于护理垫上

5. 保护耳朵和眼睛：用棉球塞住患者耳道口，用纱布遮盖双眼。

6. 清洗头发：测试水温，温水淋湿头发，涂洗发水，揉洗头发及头皮，再用温水冲净泡沫。

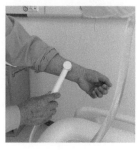

测试水温

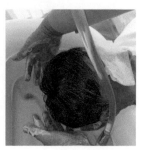

清洗头发

7. 用干毛巾擦拭头发。

8. 撤去洗头用品，取出棉球，拿走纱布，用棉签清洁耳道。

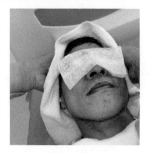

擦干头发

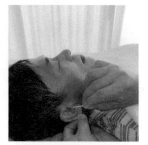

清洁耳道

9. 用吹风机吹干头发。

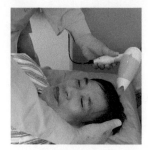

吹干头发

10. 用梳子梳理头发。

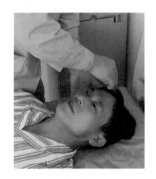

梳理头发

11. 患者取舒适卧位，整理床单位。

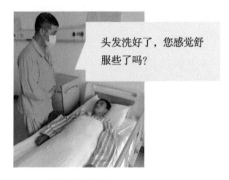

头发洗好了，您感觉舒服些了吗？

整理床单位

12. 七步洗手法洗手。

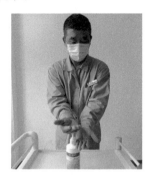

洗手

四、操作流程

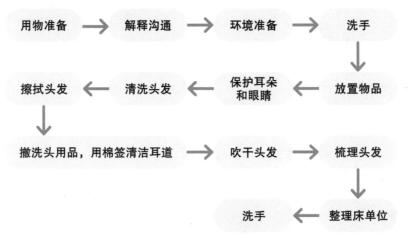

用物准备 → 解释沟通 → 环境准备 → 洗手

放置物品 ← 保护耳朵和眼睛 ← 清洗头发 ← 擦拭头发

撤洗头用品，用棉签清洁耳道 → 吹干头发 → 梳理头发

整理床单位 → 洗手

五、安全告知

1. 长期卧床患者要在护士指导下进行床上洗头。

2. 饭后半小时内不宜立即进行洗头。

3. 洗头前要检查水温，护理员可先在自己手腕内侧面淋水，试温后再用少量水淋湿患者头皮，并询问水温是否合适，洗完后及时吹干头发。

4. 洗头时应避免水流进患者眼中。

第五节 会阴部清洁操作流程

一、目的

1. 去除会阴部异味，预防和减少感染。

2. 保持会阴部清洁，增加舒适度。

3. 有利于会阴部伤口的愈合。

二、用物准备

热水壶、面盆（盆内热水温度与体温相近，以不超过40℃为宜）、毛巾2条、手套、护理垫、水温计、免洗洗手液。

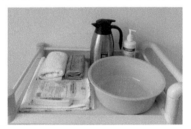

物品

三、操作步骤

1. 解释沟通。

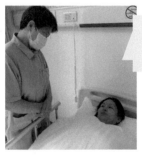

您好！我现在来帮您清洁会阴部。

向患者做好解释，取得配合

2. 环境准备。

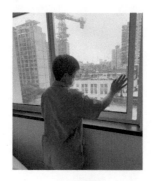

关好门窗

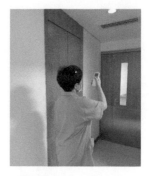

调节室温至 24℃以上

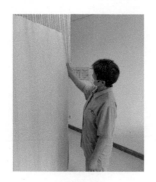

用围帘遮挡

3. 七步洗手法洗手。

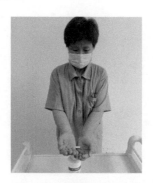

洗手

4. 安置体位。

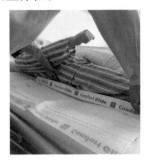 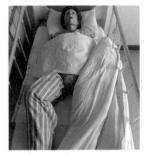

取平卧位，臀下垫护理垫　　脱去一侧裤腿，暴露会阴部，注意保暖

5. 测试水温，戴手套，湿润毛巾。

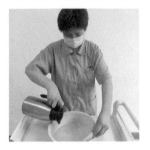 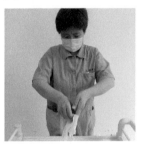

护理员测试水温温度与体温相近，以不超过 40℃为宜　　戴手套，湿润毛巾

6. 擦洗顺序。

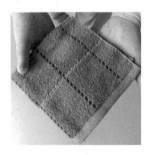 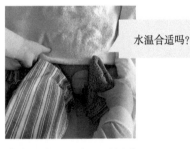

水温合适吗？

第一步：毛巾第一面　　擦洗顺序：阴阜至对侧腹股沟

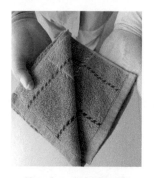

第二步：毛巾第二面

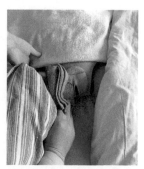

擦洗顺序：擦洗阴阜至近侧腹股沟

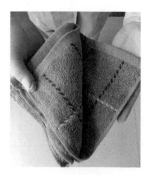

第三步：毛巾第三面

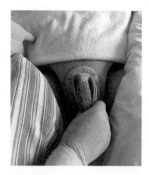

擦洗顺序：沿会阴内部擦洗至肛门

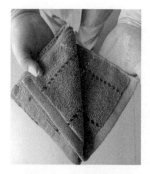

第四步：毛巾第四面

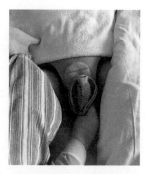

擦洗顺序：再次沿会阴内部擦洗至肛门

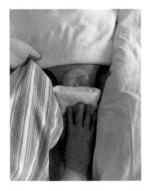

第五步：用干毛巾自上而下擦干会阴部

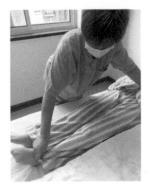

第六步：协助患者穿好裤子

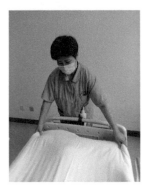

第七步：整理床单位

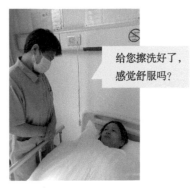

给您擦洗好了，感觉舒服吗？

第八步：关心患者

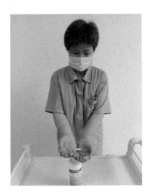

第九步：洗手

四、操作流程

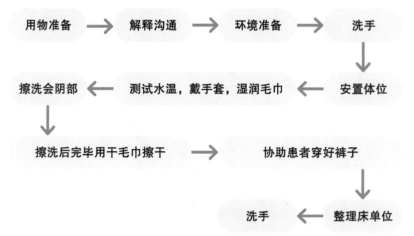

五、安全告知

1. 擦洗时动作轻柔，擦洗顺序清楚。

2. 擦洗时注意观察会阴部皮肤黏膜及伤口有无红肿，注意观察分泌物性状及伤口愈合情况，如有异常及时通知医务人员。

3. 注意擦洗前要检查水温，擦洗过程中要注意保暖，使用围帘或屏风遮挡，保护患者隐私。

4. 擦洗前后必须洗手，避免交叉感染。

第六节 床上洗脚操作流程

一、目的

1.清洁双足，去除臭味，使全身温暖。

2.促进皮肤血液循环，使身心舒适、促进睡眠。

二、用物准备

毛巾、浴巾、隔水垫、指甲钳、脚盆、热水、水温计、润肤露、免洗洗手液。

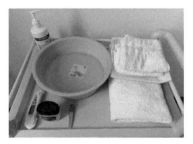

物品

三、操作步骤

1.解释沟通。

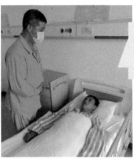

您好！我准备给您洗脚，会让您更好入睡。

向患者做好解释，取得配合

2. 环境准备。

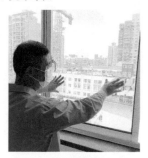

关门窗

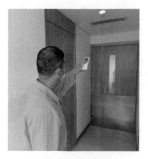

调节室温控制
在 22～24℃

3. 七步洗手法洗手、测试水温。

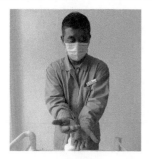

操作前洗手

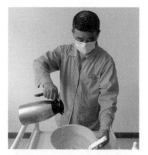

调节水温（以皮肤温度为
准，夏季可略低于体温，
冬季可略高于体温），水
倒满脸盆的 2/3 左右

4. 安置体位。

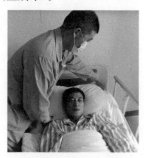

将患者移向内侧

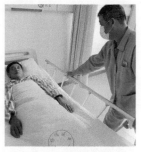

拉上对侧护栏

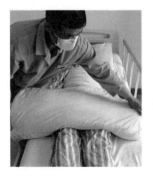

将被子向上内折叠至膝盖
上方

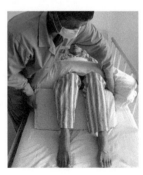

指导患者屈膝，将软枕垫
于膝下

5. 铺巾。

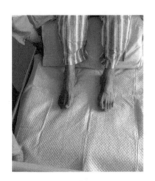

将隔水垫铺于脚下

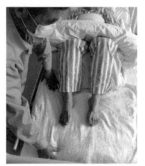

将浴巾铺于隔水垫上

6. 洗脚。

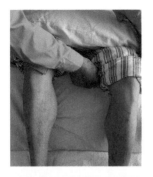

将患者双侧裤脚卷至膝盖

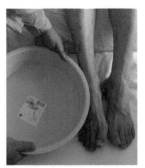

将脚盆放于浴巾上

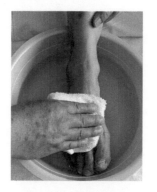

将双足依次放于盆中

(1)擦洗顺序：

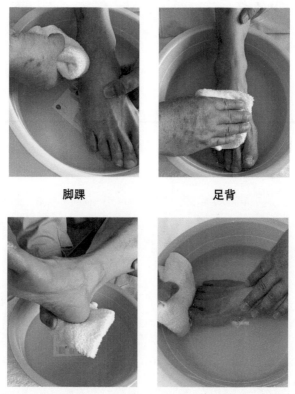

脚踝	足背
足底	足趾

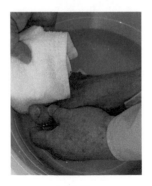

足趾缝

(2) 擦干：　　　　　　　　(3) 必要时修剪脚趾甲：

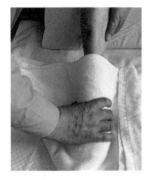

洗净的脚放在浴巾上擦干双足

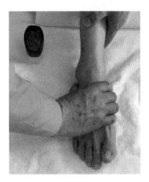

剪脚趾甲

7. 润肤：用润肤露涂抹，若有伤口可用碘伏消毒，避免感染。

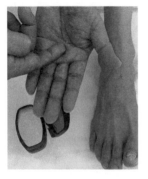

取适量润肤露

涂润肤露

8. 整理。

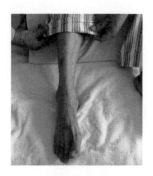

为患者拉下裤管　　　　　整理床单位

9. 安置舒适体位。

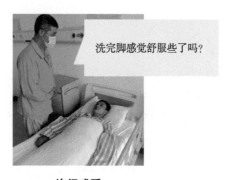

洗完脚感觉舒服些了吗?

询问感受

10. 七步洗手法洗手。

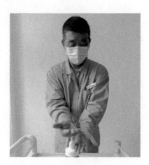

洗手

四、操作流程

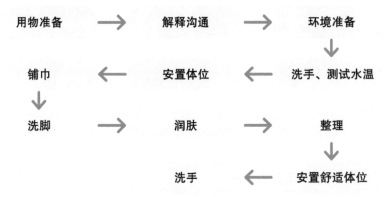

用物准备 → 解释沟通 → 环境准备
↓
铺巾 ← 安置体位 ← 洗手、测试水温
↓
洗脚 → 润肤 → 整理
↓
洗手 ← 安置舒适体位

五、安全告知

1. 冬天注意保暖，防着凉。

2. 水温适宜，防止烫伤。

3. 操作者应修剪脚趾甲，防止抓伤。

4. 患者脚趾甲长时可以协助修剪，修剪时避免脚趾甲飞溅到床铺及浴巾上，避免清理困难及划伤皮肤。

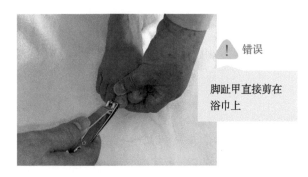

! 错误

脚趾甲直接剪在浴巾上

第七节　床上擦浴操作流程

一、目的

1. 协助患者擦洗全身，去除皮肤污垢，保持全身皮肤清洁。

2. 促进血液循环，增加皮肤的排泄功能，预防皮肤感染，使患者舒适。

二、用物准备

脸盆3个、毛巾3条、护理垫1片、温水（以皮肤温度为准，夏季可略低于体温，冬季可略高于体温）。

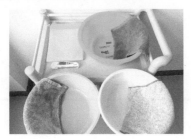

物品

三、操作步骤

1. 解释沟通。

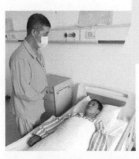

您好，我们准备给您床上擦浴，让您舒服些好吗？

向患者做好解释，取得配合

2. 环境准备：关好门窗，调节室温至 24℃以上，拉围帘，协助患者脱去上衣，取舒适体位。

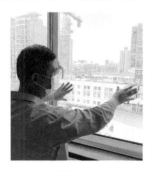

关好门窗

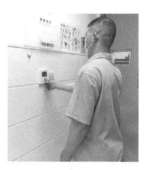

调节室温

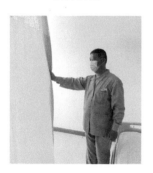

拉围帘

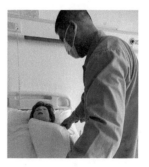

协助患者脱去近侧衣服，注意保暖

3. 七步洗手法洗手。

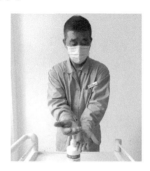

洗手

4. 测量水温。

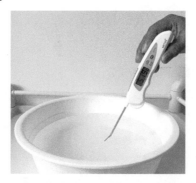

调节水温以皮肤温度为准，夏季可
略低于体温，冬季可略高于体温

5. 折叠毛巾。

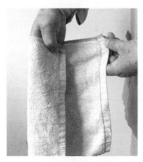

将毛巾包裹手掌

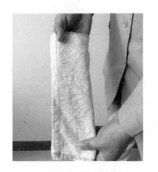

下垂部分对齐

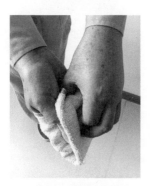

下垂部分折向掌心

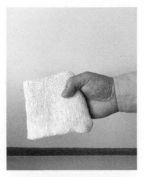

毛巾前端裹在边缘内

6.按顺序擦洗身体：分别暴露、擦拭身体一侧各部位，依次擦拭上肢、腋下、前胸、腹部、腋中线、背部及臀部，洗手。同法擦拭对侧部位。

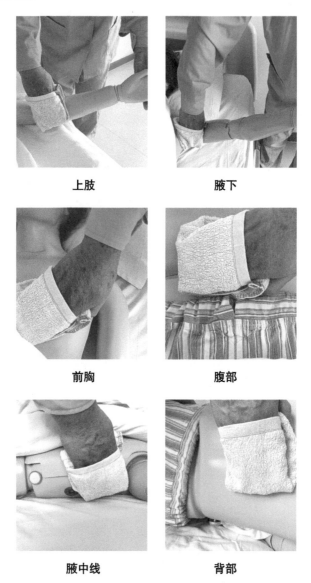

上肢　　　　　　　　　腋下

前胸　　　　　　　　　腹部

腋中线　　　　　　　　背部

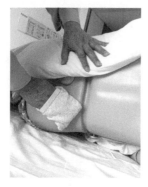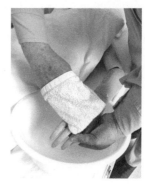

臀部　　　　　　　　　　　　　洗手

7. 更换脸盆、毛巾，清洗会阴部。

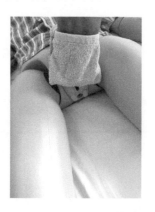

8. 更换脸盆、毛巾，垫护理垫，擦拭下肢，泡脚并擦干。

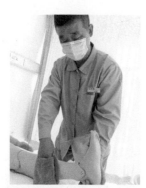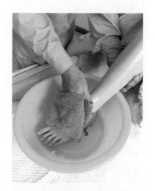

9. 整理床单位，酌情为患者涂抹适量身体乳。

10. 七步洗手法洗手。

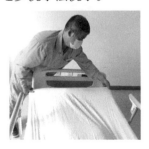 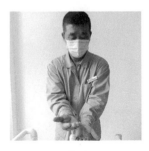

整理床单位　　　　　　　　洗手

四、操作流程

用物准备 → 解释沟通 → 环境准备 → 洗手
　　　　　　　　　　　　　　　　　　　　↓
按顺序擦洗身体 ← 包裹毛巾 ← 测量水温
↓
更换脸盆、毛巾，清洗会阴部 → 更换脸盆、毛巾，泡脚并擦干
　　　　　　　　　　　　　　　　　　　　　　↓
洗手 ← 整理床单位

五、安全告知

1. 擦洗过程中要加强皮肤褶皱部位的清洁，注意擦干腋窝、乳房下、腹股沟等皮肤褶皱处。

2. 擦洗前要检查水温，擦洗过程中注意保暖，防止感冒。

3. 清洁身体时要注意观察患者的反应，皮肤有无异常。如有发抖、面色苍白、呼吸变快或变慢，应立即停止，通知医务人员。

4. 擦洗身体、会阴部、足部分别需要使用单独的脸盆及毛巾，避免交叉感染。

第八节　剪指甲操作流程

一、目的
保持患者指甲清洁，长度适宜。

二、用物准备
指甲剪、肥皂、毛巾、纸巾、脸盆、温水（以皮肤温度为准，夏季可略低于体温，冬季可略高于体温）、免洗洗手液。

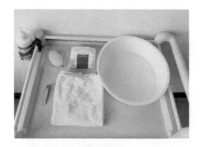

物品

三、操作步骤
1.解释沟通。

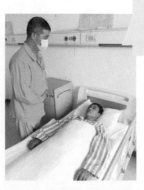

您好！我帮您修剪一下指甲好吗？

向患者做好解释，取得配合

2. 七步洗手法洗手。

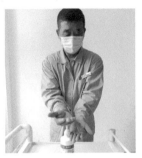

洗手

3. 将患者两袖卷至肘部，铺毛巾，将脸盆放置于毛巾上。将患者双手置脸盆内浸泡 10 分钟，将肥皂涂抹毛巾上，准备为患者洗手（洗手顺序为擦洗手腕、手背、手掌、手指），洗好手后用毛巾擦干。修剪指甲时动作要轻柔，避免修剪到皮肤。

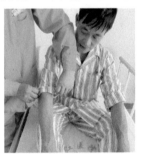

将患者两袖卷至肘部

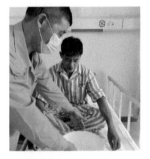

放置脸盆于毛巾上

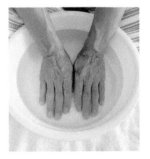

将双手放入盆内，浸泡 10 分钟

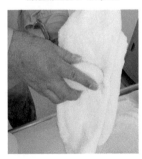

肥皂涂抹毛巾，洗手

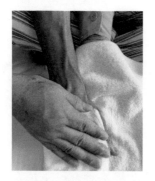

洗净的手放置毛巾上擦干

4. 逐一修剪手指甲，修剪成半弧形，足趾甲修剪成平形，不留角，用锉刀修整指甲。

手下垫纸巾，
动作要轻柔

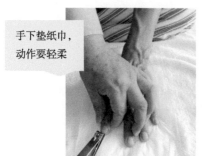

修剪手指甲

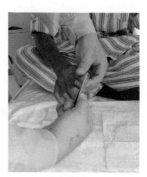

锉刀修整指甲

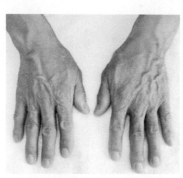

修剪成半弧形

5. 安置患者，整理用物，指甲剪消毒。

6. 七步洗手法洗手。

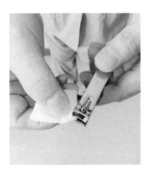 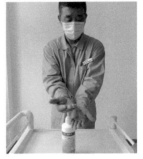

指甲剪消毒　　　　　　　　　　洗手

四、操作流程

用物准备　➡　解释沟通　➡　洗手　➡　为患者洗手

⬇

洗手　⬅　安置患者、处理用物，指甲剪消毒　⬅　修剪指甲

五、安全告知

1. 指甲不可修剪过深或过短，不可损伤皮肤。

2. 修剪手指甲使用圆剪，脚趾甲使用平剪。

3. 有指甲真菌感染者，使用专用指甲剪，与其他健康指甲分开修剪，修剪后消毒上药。

4. 指甲剪一用一消毒。

5. 沐浴后指甲较软，便于修剪。

第二章

整　理

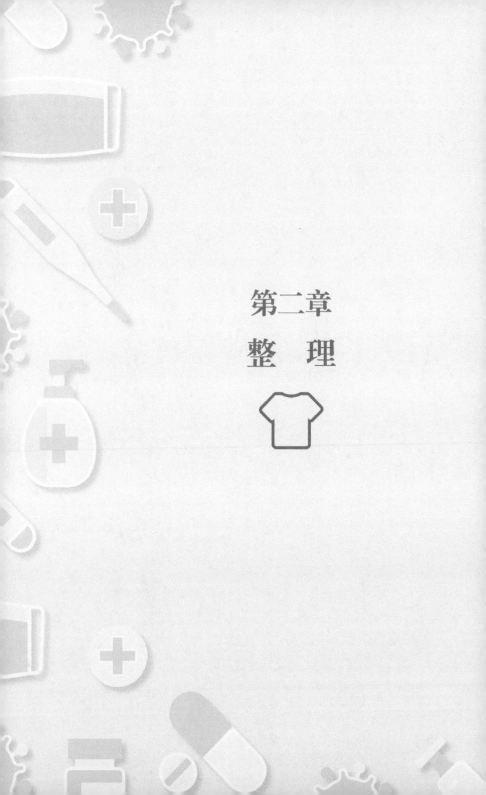

穿脱患者衣裤操作流程

一、目的
保持衣服清洁，使患者舒适。

二、用物准备
干净衣裤、免洗洗手液。

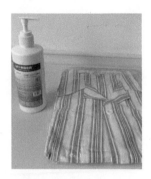

物品

三、操作步骤
1. 解释沟通。

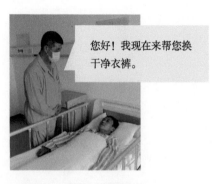

您好！我现在来帮您换干净衣裤。

向患者做好解释，取得配合

2. 环境准备。

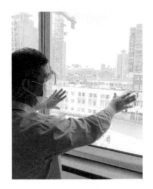

关好门窗

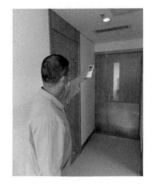

调节室温至24℃以上

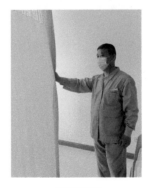

围帘遮挡

3. 七步洗手法洗手。

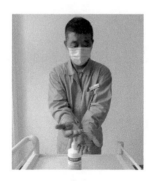

洗手

4. 脱去患者衣裤。

(1) 脱衣：

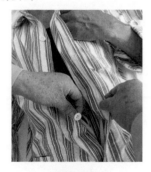

解开衣扣

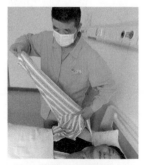

协助患者先脱去健侧衣袖

稳住患者
身体

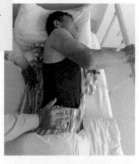

协助患者翻身至患侧，将
脱下的衣服卷至患者身侧

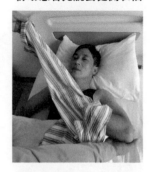

协助患者取平卧位脱去患
者患侧衣袖

(2) 脱去裤子：

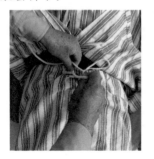

松开腰带

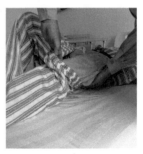

协助患者抬起臀部，将裤子脱至臀下

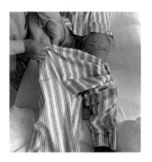

协助患者先脱去健侧裤腿

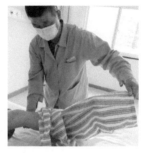

协助患者脱去患侧裤腿，注意保护患肢

5. 为患者穿上衣裤

(1) 穿衣：

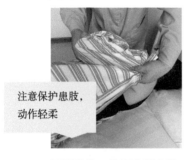

注意保护患肢，动作轻柔

取平卧位，先穿患侧衣袖，注意保护患肢

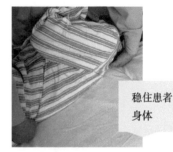

稳住患者身体

协助患者翻身至健侧，将另一半衣袖卷至身侧，并抚平衣服皱褶

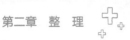

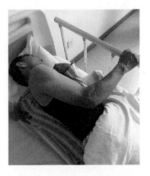

拉出压在身下的衣服

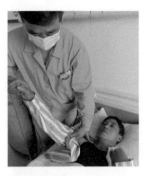

协助患者取平卧位，穿好健侧衣袖

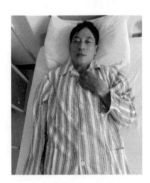

整理患者衣服，系好衣扣

(2) 穿裤：

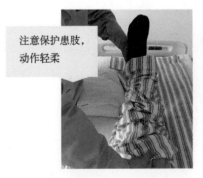

注意保护患肢，动作轻柔

取平卧位，抬起患肢，将患侧裤腿缓慢穿至膝盖处

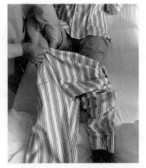

协助患者穿上健侧裤腿

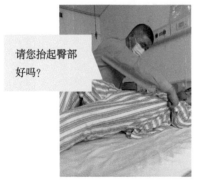

请您抬起臀部好吗?

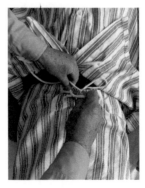

将两侧裤腿缓慢拉至腰部　　　　系好腰带

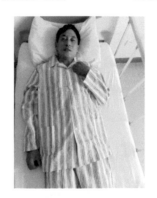

整理患者衣裤

6. 整理床单位。

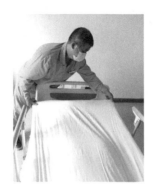

整理床单位

7. 七步洗手法洗手。

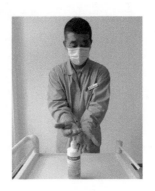

洗手

四、操作流程

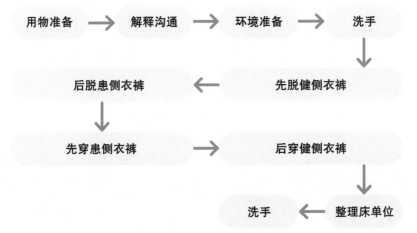

五、安全告知

1. 穿脱衣裤时切勿强硬拉拽，避免损伤患者皮肤及关节。

2. 穿脱衣裤时要及时为患者保暖、遮蔽隐私部位，衣裤要宽松柔软。

3. 穿脱衣裤时注意做好安全防护，防止磕伤、碰伤。

4. 脱衣裤原则：先脱健侧衣裤，后脱患侧衣裤。

5. 穿衣裤原则：先穿患侧衣裤，后穿健侧衣裤。

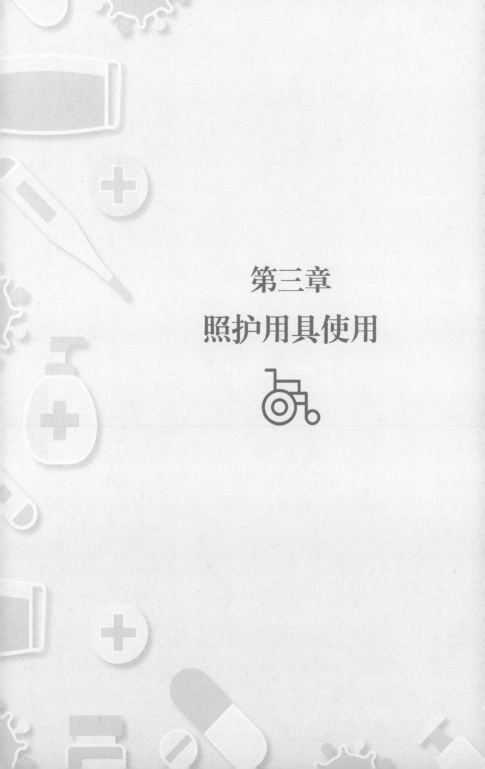

第三章

照护用具使用

第一节　轮椅使用操作流程

一、目的

轮椅是功能障碍者或行走困难者的代步工具，用于护送不能行走但能坐起的患者入院、出院、检查、治疗或室外活动，也可帮助患者下床活动，促进血液循环和体力恢复。

二、用物准备

轮椅结构如下图所示。

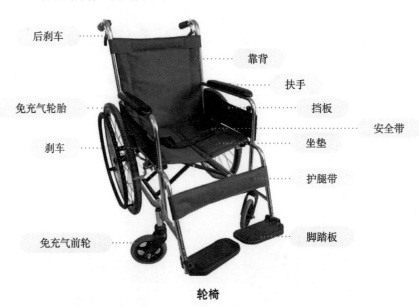

后刹车

靠背

扶手

挡板

免充气轮胎

安全带

刹车

坐垫

护腿带

免充气前轮

脚踏板

轮椅

三、使用方法

1.轮椅的展开和折叠。

(1)打开：双手掌分别放在座位两边的横杆上，同时向下用力即可打开。

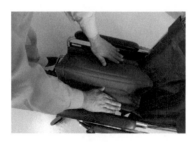

展开轮椅

(2)折叠：先将脚踏板翻起，然后双手握住坐垫中央两端，同时向上提起。

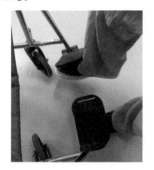

翻起脚板

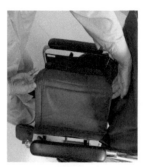

折叠轮椅

2.轮椅的操作。

(1)上坡。

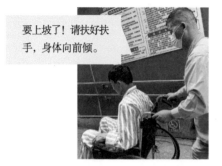

要上坡了！请扶好扶手，身体向前倾。

叮嘱患者手扶轮椅扶手，身体稍向前倾防止后翻

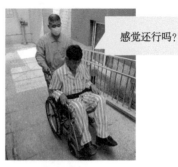

感觉还行吗？

检查安全带是否锁紧，护理员保持身体前倾，重心前移

(2)下坡。

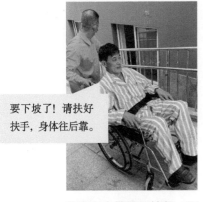

要下坡了！请扶好扶手，身体往后靠。

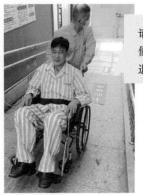

请注意，我们要继续后退了。

检查安全带是否锁紧，叮嘱患者手扶轮椅扶手，伸展头部和肩部并向后靠

护理员用双手把握住轮椅，使轮椅缓慢下行。推行者随时回头确认移动方向是否安全

(3)患者进电梯：护理员和患者均应背向前进方向，护理员先进电梯，轮椅和患者后进。护理员注意后方环境是否安全。

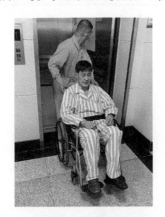

注意后方环境的安全

(4)患者出电梯：护理员先出，轮椅和患者后出；护理员边慢慢倒退出电梯，边注意后方有无障碍物。

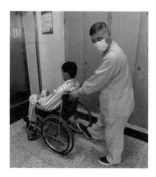

注意后方有无障碍物

(5) 移动患者从床到轮椅（不受限制患者）。

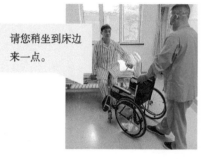

请您稍坐到床边
来一点。

将轮椅与床呈30°角放置，
刹住轮椅，抬起脚踏；患
者坐床边，稍靠外坐

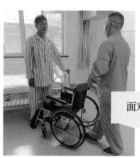

面对轮椅站立

面对轮椅站立，偏瘫患者
用健侧的手握住床栏

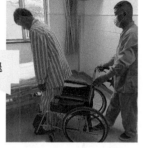

请慢慢后退

小步转身，患者背部朝轮
椅缓慢坐下

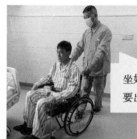

坐好了吗？我们
要出发了

患者坐在轮椅上后，放下脚
踏，解除刹车，绑上安全带

(6) 移动患者从床到轮椅（受限制患者）。

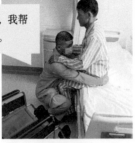

请您放松，我帮助您上车。

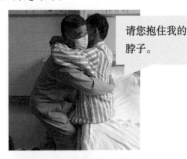

请您抱住我的脖子。

将轮椅与床约呈 30°角放置，抬起脚踏。护理员下蹲，脚稍后撤，身体稍前倾

护理员稍稍下蹲，身体不要过分靠近，双手抱住患者腰部，协助站起

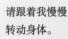

请跟着我慢慢转动身体。

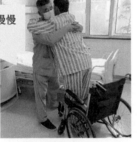

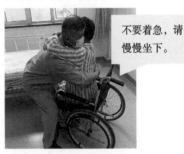

不要着急，请慢慢坐下。

以护理员前脚为轴心，移动后脚，转动身体动作：一点一点移动脚步，最后转动身体

确保患者安全坐在轮椅上，松开两人的双手

(7) 移动患者从轮椅到床（不受限制患者）。

请慢慢站起，不要着急。

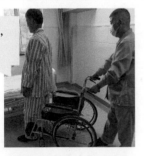

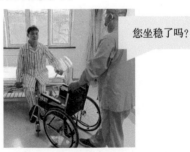

您坐稳了吗？

将轮椅与床呈 30°角放置；刹住轮椅，解开安全带，抬起脚踏；慢慢站起面对床

小步转身，坐上床

(8) 移动患者从轮椅到床（受限制患者）。

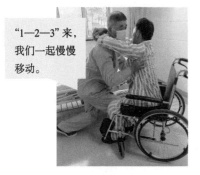
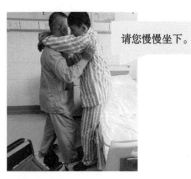

"1—2—3"来，我们一起慢慢移动。

请您慢慢坐下。

将轮椅与床约呈30°角放置，护理员放低腰身，双手托住患者的两腋，靠近患者将其扶起

使患者转身背对床边，降低腰身，慢慢让患者坐在床上

四、操作流程

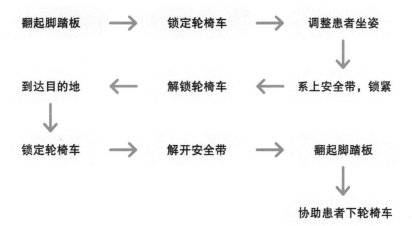

翻起脚踏板 → 锁定轮椅车 → 调整患者坐姿

↓

到达目的地 ← 解锁轮椅车 ← 系上安全带，锁紧

↓

锁定轮椅车 → 解开安全带 → 翻起脚踏板

↓

协助患者下轮椅车

五、安全告知

1.严禁患者踩脚踏板上下轮椅车。

2. 严禁未刹住刹车上下轮椅车。

3. 推轮椅的过程中要看前方，随时观察周围情况。

4. 轮椅在行驶过程中，尤其是下坡时，严禁使用驻立刹车，以免翻车造成人身伤害，定期检查刹车零件，有故障及时维修。

5. 进出门或遇到障碍物时，勿用轮椅撞门或障碍物。

6. 推轮椅时要注意患者的坐姿是否正确，前进速度宜缓慢。

第二节　平车使用操作流程

一、目的

平车适用于不能起床的患者，护送患者入院、检查、治疗或手术。

二、用物准备

平车、毛毯或棉被，如为骨折患者，应准备木板并垫于车上；如为颈椎、腰椎骨折或病情严重患者，应备滑板或易过床。

检查平车性能：床板是否平整，支架是否完好，轮胎气是否充足，刹车是否灵敏。

平车的基本结构如下图所示。

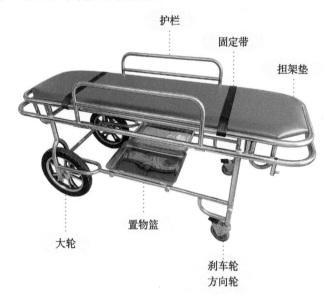

护栏
固定带
担架垫
置物篮
大轮
刹车轮
方向轮

平车

置物篮：可以放置急需物品，同时固定车身；担架垫：可以单独抬下来做担架

三、操作步骤

1.搬动时，平车推至床尾，使平车头端与床尾成钝角。

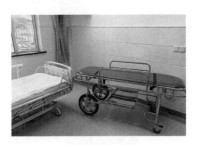

平车置于床尾

2.固定平车，将盖被平铺于平车上。

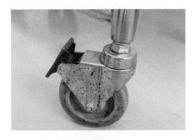 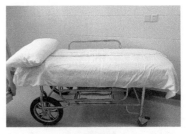

固定平车　　　　　　　　　　　平铺盖被

3.根据患者病情选择合适的搬运法，将患者搬运至平车上。

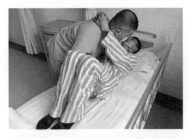 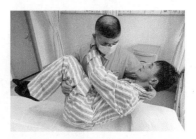

松开盖被，护理员前后脚下蹲，一手臂自患者近侧腋下至对侧肩部，一手臂放腘窝下，嘱患者双手环绕护理员颈部，护理员抱起患者

稳步转身，移动到平车中间，轻放患者于平车上，盖好被子，拉起两侧护栏，绑好安全带

(1)二人搬运法，适用于不能活动、体重较重的患者。

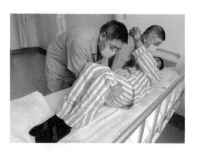

平车前端跟床尾成钝角，头端靠近床尾，刹车制动；患者双手也可以交叉放在胸前

"一、二"

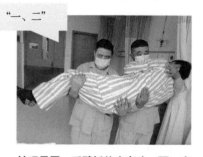

护理员甲一手臂托住患者头、颈、肩部，另一手臂托住患者腰部，保持患者头端处于较高位置；护理员乙一手臂托住患者臀部，另一手臂托住患者腘窝，喊"一、二"同时抬起

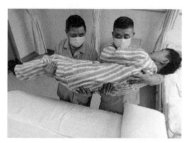

抬起后，使患者身体尽量向护理员身体倾斜靠近，稳步转身，移动到平车中间，轻放患者于平车上，盖好被子，拉起两侧护栏，绑好安全带

(2)三人搬运法，适用于不能活动、体重超重的患者。

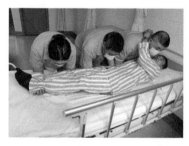

护理员甲、乙、丙三人站在患者同侧床旁

喊口令
"一、二"

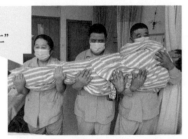

护理员甲双手托住患者头、颈、肩及胸部，护理员乙双手托住患者背、腰、臀部；护理员丙双手托住患者膝部及双足，三人同时抬起患者

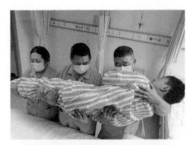

抬起后，使患者身体尽量向护理员身体倾斜靠近，稳步转身，移动到平车中间，轻放患者于平车上，盖好被子，拉起两侧护栏，绑好安全带

（3）四人搬运法，适用于颈椎、腰椎骨折和病情较重的患者。

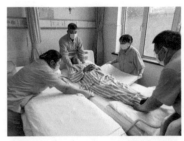

平车与病床平行，头端靠近床头，刹车制动；松开盖被，护理员甲、乙分别站于床头和床尾；护理员丙、丁分别站于平车和床铺一侧

"一、二"

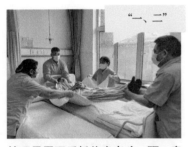

护理员甲双手托住患者头、颈、肩部，观察患者；护理员乙双手托住患者双足；护理员丙、丁分别抓住中单的四角，喊"一、二"同时抬起

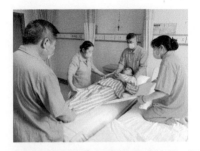

同时抬起患者并稳步移动到平车中间，轻放患者于平车上，盖好被子，拉起两侧护栏，绑好安全带；骨折患者，平车上应放置木板，固定好骨折部位

4. 运送患者的方法。

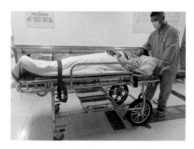

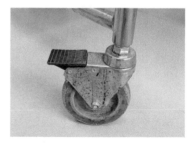

平车小轮掌握方向,患者头部在平车大轮一端,拉起护栏,并扣好固定带

松开刹车片

5. 上下坡时,患者头部应该在大轮一端。

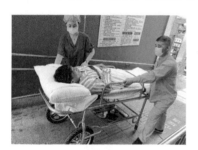

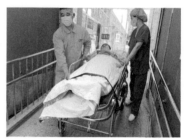

上坡时

下坡时

四、操作流程

准备平车,检查平车性能 → 将平车推至患者床边 → 固定平车,将盖被平铺于平车

↓

推患者至目的地进行相关治疗或检查 ← 拉起护栏,扣好固定带,松开刹车 ← 按照不同搬运法协助患者上平车

五、安全告知

1.护理员应站在患者头侧推车，以便观察患者有无不适。

2.推车时小轮在前，便于转换方向。

3.推车速度不可过快，避免碰撞。

4.上下坡时，患者头部应该在大轮一端，以减少不适。

5.运送骨折患者时，先在平车上垫木板，注意骨折部位的固定。

6.对静脉输液管及引流管患者，需固定并妥善保持输液及引流管通畅。

7.推车出门时应先将门打开，不可用车撞门，避免震动患者或损坏建筑物。

第三节　助行器操作流程

一、目的

1. 在护士指导下辅助患者利用助行器完成日常生活和工作需要。

2. 协助患者利用助行器分担体重，减轻下肢关节负荷。

3. 协助患者使用助行器维持身体平衡，确保行走安全。

二、用物准备

助行器结构如下图所示。

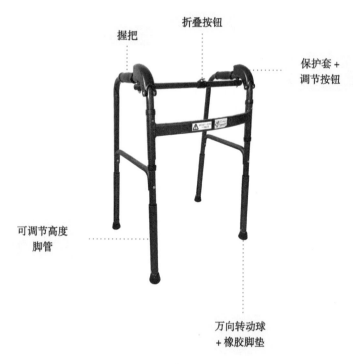

折叠按钮

握把

保护套 +
调节按钮

可调节高度
脚管

万向转动球
+ 橡胶脚垫

助行器

三、操作步骤

1. 检查助行器。

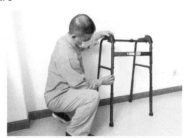

检查直立杆、握把、折叠按钮、可调节按钮、螺丝、连接杆处有无破损、断裂、松脱，调节的可顺性是否完好

2. 扶患者保持坐位，双足着地，患者穿好衣裤鞋袜。

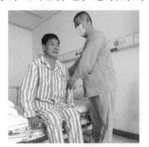

协助患者坐稳，并穿好鞋袜

3. 协助患者站起，一侧肢体活动不利的患者，嘱患者先迈出健侧腿，站稳后，再迈出患侧腿。

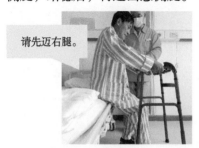

请先迈右腿。

将助行器放于患者正前方，患者迈健侧腿

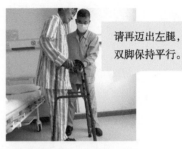

请再迈出左腿，双脚保持平行。

使患者站稳，双足落于助行器后腿连线水平位置

4. 协助患者双上肢落于助行器扶手上，嘱患者慢慢将重心平稳落至助行器上。

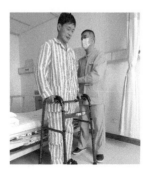

上肢落于助行器扶手上，重心平稳落至助行器上

5. 协助患者调整助行器位置及高度。

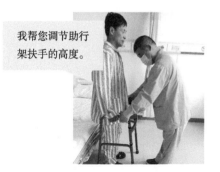

我帮您调节助行架扶手的高度。

调节助行架扶手的高度：同时按下左右两侧调节高度按钮

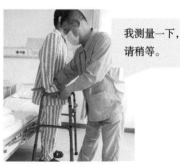

我测量一下，请稍等。

助行架长度测量的方法：自然站立，股骨大转子到地面的高度即为助行架扶手的高度

6. 陪伴患者行走。

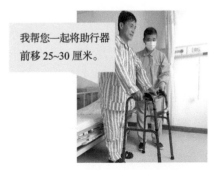

我帮您一起将助行器前移 25~30 厘米。

患者一侧肢体活动不便，先以双手分别握住助行器两侧的扶把手，提起助行器使之向前移动 25~30 厘米

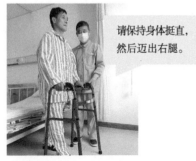

请保持身体挺直，然后迈出右腿。

保持身体挺直，将健侧肢体迈向助行器

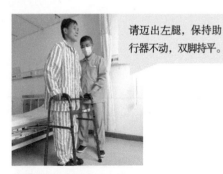

请迈出左腿，保持助行器不动，双脚持平。

最后将患侧肢体迈向助行器，助行器仍保持不动，双脚持平，不断移动助行器向前

四、操作流程

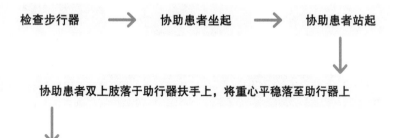

五、安全告知

1. 确保患者迈步时不要过于靠近步行器，否则会有向后跌倒的风险。

2. 行走时助行器不能离患者太远，否则会失去平衡。

3. 助行器如果调得过高，患者行走起来会费力，而且增加摔倒的风险。

4. 患者坐下和起身时不能倚靠在助行器上，否则容易随助行器一起摔倒。

5. 确保患者体力充沛，衣着宽松，鞋子防滑舒适。

6. 每次助行器使用前，要检查橡皮头及螺丝有无变形或损坏，如有损坏应更新更换以维持其安全性。

7. 避免在地面潮湿、光线不足及有障碍物的环境中行走，以免滑倒或绊倒。

8. 使用助行器时不可只穿袜子而不穿鞋，且应避免穿着拖鞋或高跟鞋。

第四节 冰袋使用操作流程

一、目的

1. 降温、局部消肿，减轻充血和出血症状。
2. 限制炎症扩散，减轻疼痛。

二、用物准备

免洗洗手液，冰袋，干毛巾。

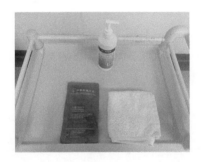

物品

三、操作步骤

1. 解释沟通。

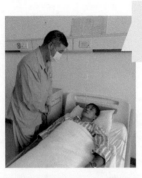

您好！您现在需要使用冰袋，我帮您摆放一下好吗？

向患者做好解释，取得配合

2. 七步洗手法洗手。

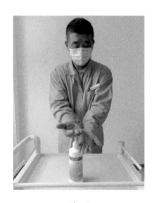

洗手

3. 包毛巾。

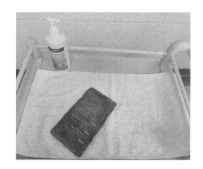

将冰袋斜放于毛巾中线处

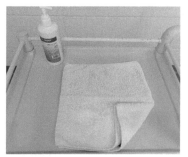

对折后向上翻折右下角

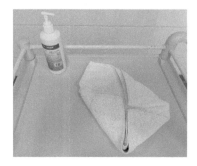

向上翻折左侧和右侧角

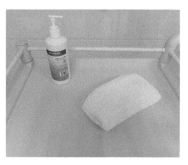

向上对折后包裹住冰袋

4. 根据用途冷敷所需部位。

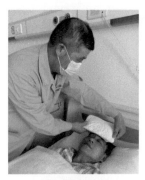

冰袋置于额头

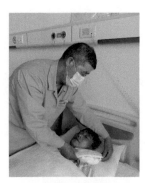

冰袋置于颈部

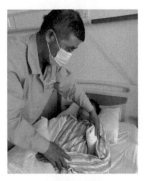

冰袋置于腋窝

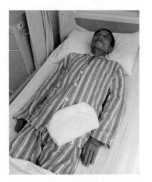

冰袋置于腹股沟部

5. 收回冰袋和毛巾。

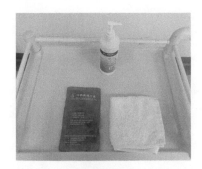

收回物品

6. 七步洗手法洗手。

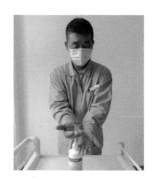

洗手

四、操作流程

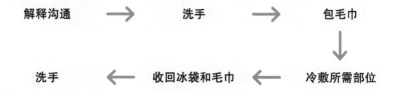

解释沟通 → 洗手 → 包毛巾

洗手 ← 收回冰袋和毛巾 ← 冷敷所需部位

五、安全告知

1. 注意随时观察冰袋有无漏水，如冰袋破损应立即更换。

2. 如患者局部皮肤苍白、青紫或有麻木感，应立即停止使用冰袋。

3. 冰敷时间一般为 10~30 分钟或遵医嘱执行。

4. 冰袋压力不宜过大，以免影响血液循环。

5. 如用以降温，冰袋使用 30 分钟后需测体温，并做好记录。

6. 禁用部位为枕后、耳廓、心前区、腹部、阴囊及足底。

第四章

饮食与排泄

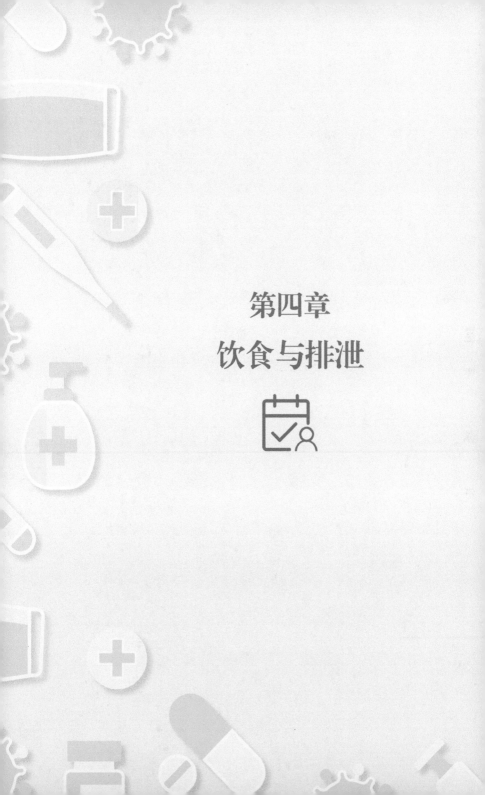

第一节　喂食操作流程

一、目的

根据患者情况（生活部分自理、生活不能自理）帮助患者顺利完成经口进食的过程，满足人体所需的营养物质，保证健康、预防疾病，减少疾病期间并发症的发生并促进康复。

二、用物准备

免洗洗手液、食物、汤勺、毛巾、纸巾。

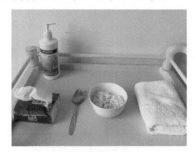

物品

三、操作步骤

1. 解释沟通。

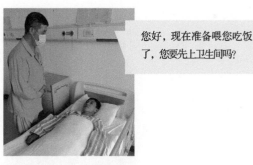

您好，现在准备喂您吃饭了，您要先上卫生间吗?

向患者做好解释，取得配合

2. 七步洗手法洗手。

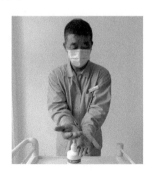

洗手

3. 环境准备：放置餐盘和食物。

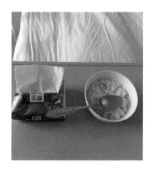

放置食物

4. 协助患者取半卧位。

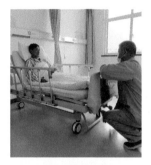

患者取半卧位

5. 协助患者围毛巾。

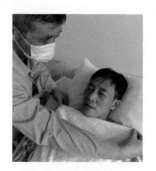

为患者围毛巾

6. 测食物温度（用手臂内侧测温）。

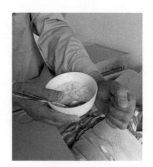

测食物温度

7. 取适量食物：每次食量适中（约 1/3 汤匙）。

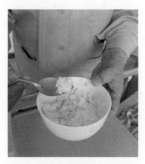

取适量食物

8. 喂食：喂食时，食物尽量送到舌根部，速度适宜。喂汤、水时从唇边送入，待患者将食物完全吞咽后再喂下一口食物。

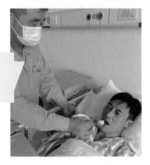

饭的温度合适吗？您慢点吃。

前一口食物完全咽下后再喂下一口

9. 清洁口唇、清洁双手。

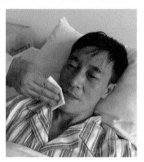
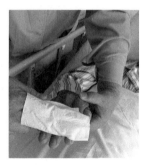

清洁口唇　　　　　　　　**清洁双手**

10. 进食结束后保持坐位或半卧位 30 分钟。

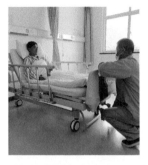

饭后保持坐位或半卧位 30 分钟

11. 清理用物，整理床单位。

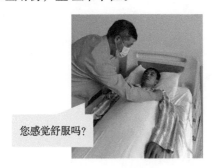

您感觉舒服吗?

整理

12. 七步洗手法洗手。

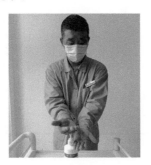

洗手

四、操作流程

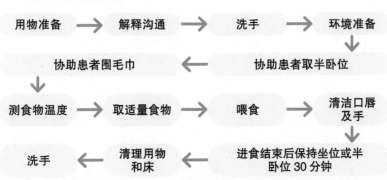

五、安全告知

1. 协助患者进食时动作轻柔，防止食物翻倒和外溢。注意食物温度，以免发生食物烫伤患者口腔黏膜。

2. 要随时擦拭患者口周，维护其自尊。

3. 进食时不催促患者，防止发生噎食。

4. 喂食过程注意观察患者的反应，有呛咳时要暂时停止喂食，防止误吸，特别是为有吞咽障碍的患者喂食时。

5. 对食欲差的患者，要多鼓励，以保证营养的摄入。

6. 进食时间不宜过长，如患者劳累可适当休息后再进食。

7. 如有口腔、咽喉及胃部疾病，勿摄入过热的饮食。

第二节　便器使用操作流程

一、目的

对病情需要卧床或生活不能自理的患者，护理员协助患者床上使用便器，满足其基本需求。

二、用物准备

便器、手套、一次性尿垫、纸巾、湿巾、大毛巾、免洗洗手液。

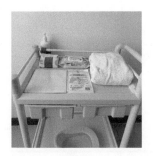

物品

三、操作步骤

1.解释沟通：询问患者有无便意，向患者说明定时排便的重要性。

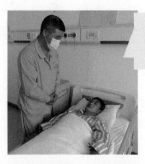

您好，请问您现在想排便吗？

向患者做好解释，取得配合

2. 使用便盆前准备。

① 将携用物送至床旁，拉围帘放床档。

② 七步洗手法洗手、戴手套和口罩。

③ 屈膝脱裤子，铺一次性尿垫，防止污染被褥。

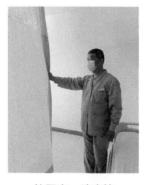
拉围帘，放床档

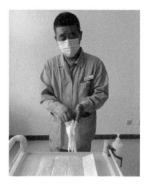
洗手，戴手套和口罩

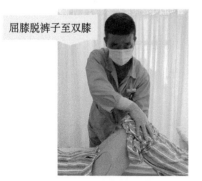
屈膝脱裤子

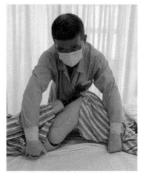
铺一次性尿垫

3. 使用便盆。

① 便盆放入患者臀下。

方法一，仰卧放置便盆：嘱患者抬高臀部，护理员一手托起患者臀部，另一手将便盆放置于臀下。

方法二，侧卧放置便盆：双手扶住患者的肩部及髋部翻转身体，使患者面向自己侧卧位，将便盆扣住患者臀部。

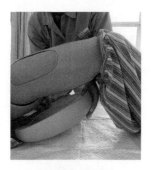

仰卧放置便盆

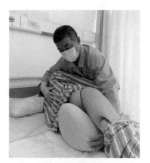

侧卧放置便盆

② 铺上大毛巾，使用便盆过程中注意保暖，呼叫铃放置在患者手中或患者可触及的地方。

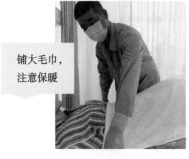

铺大毛巾，
注意保暖

注意保暖

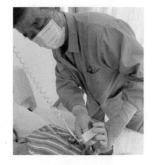

放置呼叫铃

4.使用便盆后。

用湿巾纸擦拭肛周及会阴部，嘱患者抬臀，轻柔取出便盆，以

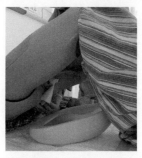

湿巾纸擦拭肛周及会阴部

免拖拽造成皮肤损伤。观察患者排泄物的颜色、性质和量。

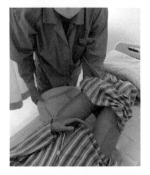

取出便盆

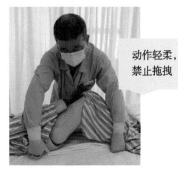

动作轻柔，
禁止拖拽

撤尿垫，整理床单位

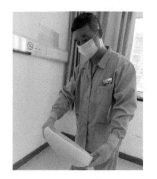

观察排泄物

5. 用物处理。

清洗便盆，晾干备用。

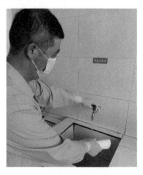

清洗便盆

6. 脱手套。

7. 七步洗手法洗手。

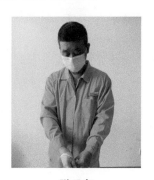
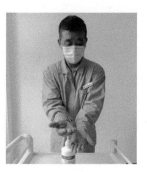

脱手套　　　　　　　　　洗手

四、操作流程

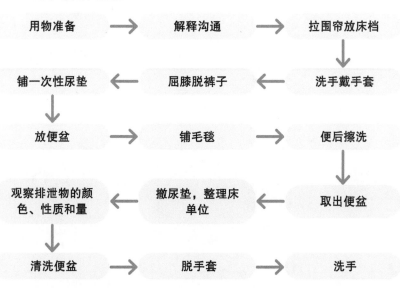

五、安全告知

1. 遵循标准预防、消毒隔离、安全的原则。

2.评估患者的生活自理能力及活动情况，帮助或协助患者使用便器，满足其需求。

3.准备并检查便器，表面有无破损、裂痕等。注意保暖，保护患者隐私。

4.护理过程中，注意多询问患者有无不适主诉，及时处理。

5.便后观察排泄物性状及骶尾部位的皮肤，如有异常及时处理。

6.正确处理排泄物，清洁便器，保持床单位清洁、干燥。